YOUR KNOWLEDGE HAS VALUE

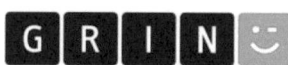

János Talabér , Attila Keszthelyi, Péter Antalóczy

A mentőszakápolói kompetencia kibővítésének lehetősége a nemzetközi gyakorlatnak megfelelően

GRIN Publishing

Imprint:

Copyright © 2008 GRIN Verlag GmbH
Print and binding: Books on Demand GmbH, Norderstedt Germany
ISBN: 978-3-640-28960-8

This book at GRIN:

http://www.grin.com/en/e-book/124109/a-mentoszakapoloi-kompetencia-kibovite-senek-lehetosege-a-nemzetkoezi-gyakorlatnak

GRIN - Your knowledge has value

Since its foundation in 1998, GRIN has specialized in publishing academic texts by students, college teachers and other academics as e-book and printed book. The website www.grin.com is an ideal platform for presenting term papers, final papers, scientific essays, dissertations and specialist books.

Visit us on the internet:

http://www.grin.com/

http://www.facebook.com/grincom

http://www.twitter.com/grin_com

A mentőszakápolói kompetencia módosításának lehetősége a nemzetközi gyakorlatnak megfelelően

Talabér János dr.[1], Keszthelyi Attila dr.[2], Antalóczy Péter dr.[3]

I. Bevezetés

Az orvostudomány előrehaladásával, különösen a helyszíni sürgősségi diszciplína tekintetében egyre több a helyszíni sürgősségi ellátásban dolgozó kollégánkban merült fel a kérdés, hogy vajon a 80-as évek formuláját követő mentőszakápolói gyógyszer és infúzió megbízás, a mentőszakápolói kompetencia megfelel-e a XXI. század kihívásainak. Jelen tanulmányunk nemcsak a magyarországi helyeztet helyezi kiértékelésének középpontjában, hanem éppen a nemzetközi (angolszász és germán) tapasztalatokat és aktuális kompetenciákat figyelemben véve, egy szintézises javaslattal áll elő a középkáderi kompetencia későbbi módszertani revíziójában reménykedve. Tanulmányunkban kitérünk arra is, hogy adott esetben az ONE (KIM) kocsikon dolgozó szakápolóknak olyan élethelyzetekkel kell szembesülniük, amikor egyébként különösebben emelt szintű háttértudást nem igénylő gyógyszert vagy technikát kellene alkalmazniuk, felhatalmazási és jogi keret hiányában. Az OMSZ eseteit, az orvosi ügyeleti eseteket, a németországi és egyesült államokbeli személyes tapasztalatainkat is felhasználva szeretnénk javaslatainkkal és ötleteinkkel - a szakmaiság maximális figyelembe tartásával - előállni[4].

II. A szakápolói képzési rendszerről

A mentőápolói képesítés egészen 1990-es évekig az OMSZ privilégiumában tartozott, elsősorban a mentőszolgálat szervezésében valamint a mentőszolgálattal együttműködő egészségügyi szakközépiskolákban folyt.[5] Ekkor a képzés egy a

---

[1] főiskolai oktató, mentő-szakápoló, mentőtiszt h.
[2] Semmelweis Egyetem, egyetemi adjunktus, kivonuló mentőorvos
[3] Károlyi Gáspár Egyetem ÁJK (jogász, egyetemi docens)
[4] OMSZ: 1993-2007 között, Németország: 2001, 2004, USA: 2002
[5] pl. Kossuth Zsuzsanna Szki, Szentágotai János Szki

szakiskolákban korábban elvégzett „felnőtt szakápoló" képzésre épült rá, egy a képzés jellegénél fogva három éves volt, amiből két év a felnőtt szakápolói és egy év volt a mentőszakápolói képesítés. Ezt számítva tehát, a konkrét mentőápolói képzés csak egy évet tett ki, míg az inkább krónikus betegellátással kapcsolatban két évet tanultak a hallgatók. Ezt váltotta fel a 1993.évi LXXIX törtvény által ratifikált, Országos Képzési Jegyzékben meghatározott (OKJ: 52501201) külön mentőápolói képzés, amely már két év elmélet és fél év gyakorlati oktatatásból állt, és kizárólag a sürgősségi ellátásra koncentrált. [6]

A jogszabály a következőképpen határozza meg a szakápoló kompetenciáját:

- a **sürgősségi betegellátás** területén tevékenykedik,
- munkáját hivatásként gyakorolja, betartja annak etikai normáit,
- megfelelő kapcsolatteremtő képességgel rendelkezik,
- betegmegfigyelést, szükség esetén **betegvizsgálatot végez**,
- team tagjaként, orvos vagy mentőtiszt irányításával, illetve **önállóan vesz részt a betegek mentésében** és ellátásában,
- szakszerűen **alkalmazza** a beteg vizsgálatához, acut ellátásához és mentéséhez szükséges **eszközöket** és berendezéseket,
- **felhatalmazás birtokában önálló indikáció alapján, gyógyszerrel, intravénás folyadékpótlást végez,**
- beteget szállít,
- segítséget nyújt a beteg élettani szükségleteinek kielégítésében,
- elősegíti, biztosítja a sürgősségi ellátás optimális feltételeit,
- mentésszervezési, irányítási feladatokat lát el.

Látható, hogy a törvény (rendelet)[7] nem szab határt a kompetencia bővítésének, így elméletileg a magyar jogszabályi háttér adott lenne. Sok kérdés merül fel, hogy mennyire engedjük át az orvosi vagy mentőtiszti kompetenciát egészségügyi középkáder kezébe. Tapasztalataink azt mutatják, hogy Európa és a világ az egységesítés felé tendál. Fontos is, hogy a különböző anomáliákat megszüntessük. Amíg pl. Magyarországon vénát biztosít egy szakápoló, addig Németország egyes tartományiban ez kizárólag orvosi feladat, de a képzett sanitäter (szakápoló) minden

---

[6] ha valaki OMSZ dolgozó volt, a gyakorlati idejébe a szolgálati idejét is beszámították
[7] 10/1993. (XII. 30.) MüM rendelet, 20382/1995. számú központi programja

3

probléma nélkül intubálhat. Vagy az Egyesült Államokban egy EMT-2 (szakápoló) intravénásan adhat adrenalint, epinephrint és metoclopramidot.

Nyilván az a célunk, hogy egységes, európai és világhírű kompetenciát dolgozzunk ki, kiemelve az olyan beavatkozásokat, amelyek vagy jogilag vagy oxyológiai szempontból túl veszélyesek, és megtartva (adott esetben adoptálva) azokat a gyógyszereket és beavatkozásokat, amelyek az ellátás színvonalát alacsonyabb rizikófaktor mellett szignifikánsan növelnék.

III. Mentő-szakápoló Németországban[8]

Bár régióként eltérhet a mentőszakápoló (sanitäter, notarzt-assistent) alkalmazási lehetőségei és a képzési szintek is, az alapképzést a németországi egészségügyi törvények határozottan szabályozzák: a képzés négy részből áll, ez alatt 520 órás tanfolyamot végeznek el a hallgatók, mintegy 600 kredit egységben. Először egy 160 órás elméleti képzés kezdődik, ami után egy alapvégzettséget (rettungsdienst helfer) kapnak. Ez a papír még nem jogosítja fel semmire sem őket. Ezt követően újabb 160 órás klinikai gyakorlat következik, elsősorban intenzív osztályon és traumatológián. Újabb 160 óra pedig úgynevezett terepgyakorlaton történik. A mentőegység szintek: KTW (krankentransportwagen) szállítókocsi, RTW (rettungswagen) esetkocsi/rohamkocsi, NAW (notertztwagen) mentőorvosos kocsi (MOK). A záróvizsgának három része van: írásbeli, szóbeli, gyakorlati rész. A kompetencia, néhány tartományt kivéve igen szűkös, hiszen orvossal illetve a helyszínre személygépkocsival kivonuló mentőorvossal üzemelő esetkocsikkal a nagyvárosok jól el vannak látva. Alapkompetencia (minimum vizsgás) kiegészül még im. fájdalomcsillapítók adásával, különböző spray alkalmazásával (elsősorban B2 agonista, nitrátok), rögzítőeszközök alkalmazásával. Az alapképzés (520 óra) után nem köthet be még infúziót, nem intubálhat, nem adhat iv. injekciós készítményeket. Azonban egy újabb 60 órás továbbképzés keretében (Fortbildung) néhány készítmény (fájdalomcsillapítók, görcsoldók) valamint 2005-től az intubálás is bekerült a mentőszakápolói praxisba. A németországi gyakorlattal ellentétben ausztriában és svájcban a 2005-ben ratifikált törvény értelmében hasonló beavatkozási kompetenciákat engedélyez, mint a magyar jogszabályok (a kompetenciákat a 1. táblázat tartalmazza). Így önálló döntése alapján infúziós

[8] http://de.wikipedia.org/wiki/Rettungssanit%C3%A4ter#Ausbildung

terápiát kezdeményez, adott esetben intubál is. Ezek a mentőszakápolók azonban diplomásnak tekinthetők, általában Bsc vagy Msc végzettségűek, és jogosultak a „Dipl. Rettungsassistent" cím viselésére. [9]

IV. Mentő-szakápoló az Egyesült Államokban

Az USA-ban háromfokozatú képzési lehetőség van, ami magában foglalja a mentőtiszti végzettséget is, szemben a gyakorlattal hazánkban. Első két fokozat, az un. emergency medical technician, amely „mentőtechnikus" jelent. Ezt többnyire EMT-1 és EMT-2 rövidítéssel jelölik, vagy használatos még a „first responder" kifejezés is. Az EMT-1 főleg beteget mozgat és transzportál. Az EMT-2 számít már konkrét sürgősségi ellátónak. A következő lépcsőfok a Paramedic, azaz a mentőtiszt. Ez lehet még EMT-P vagy Paramedic Instructor elnevezésű is, főleg Kanadában. (Lásd. 1 Táblázat). Az egyesült államokban rendszerint két mentődolgozó (EMT-2 vagy Paramedic) vonul ki, mindkettőnek alkalmasnak kell lenniük a gépjármű vezetésére is. Az un. paramedikusi kocsi üzemeltetésére hazánkban is volt már kísérlet.[10] Természetesen érvek és ellenérvek sorát lehetne felhozni, hogy 3 vagy 2 fős személyzet tud-e pontosabb, precízebb, jobb helyszíni ellátást kivitelezni.

---

[9] http://de.wikipedia.org/wiki/Rettungssanit%C3%A4ter#Ausbildung

Hazánkban azonban a mentőtiszti képzés elkülönül a dimplomás ápolói képzéstől, igaz a bolognai rendszer tudomány besorolása szerint „ápolás és betegellátás" ágban szerepel. Ezért fordulhat elő, hogy adott esetben egy OKJ végzettségű szakápoló több beavatkozási kompetenciával rendelkezik, mint egy diplomás ápoló.

[10] Főnix mentőknél 2005. július 1-ig

5

1. Táblázat: jelenlegi beavatkozási lehetőségek

mentőszakápolói beavatkozások

	infúzió	minor analget	major analget	görcsoldó	antiemeticum	B2 stim	iv glückóz	antihisztamin
magyar	i	i	n	i	n	i	i/n	n
USA-EMT-2	i	i	n	i	i	i	i	i
USA-Paramedic	i	i	i	i	i	i	i	i
osztrák	i	i	n	i	i	i	n	i
svájci	i	i	n	i	i	i	i	i
német-1	n	i	n	i	n	i	n	n
német-2	i	i	n	i	i	i	i	n

	nitrát	calcium	ASA tbl	NSAID	szteroid	adrenalin	atropin	szedativum
magyar	i	n	i	n	n	i/n	i	n
USA-EMT-2	i	i	i	n	n	i	i	i
USA-Paramedic	i	i	i	n	i	i	i	i
osztrák	i	i	i	n	n	i	i	n
svájci	i	i	i	i	i	i	i	i
német-1	n	n	i	n	n	n	n	n
német-2	n	i	i	i	i	i	i	n

	HES inf	diuretikum	lidocain	theophillin	nitralgin	AED	intubálás	EKG készítés
magyar	n	n	n	n	i	i	n	n
USA-EMT-2	i	i	n	n	i	i	i	i
USA-Paramedic	i	i	i	i	i	i	i	i
osztrák	n	n	n	n	i	i	i	n
svájci	n	i	n	i	i	i	i	i
német-1	n	n	n	n	n	i	n	n
német-2	i	n	n	n	i	i	i	i

Táblázatunkban a következő jelöléseket alkalmaztuk: n = jelenleg nincs, i = jelenleg is van, i/n = külön engedély esetében van. Minor analgaticum-ként elsősorban az Algopyrin-t és a Tramadol-t értjük, de az USA-ban csak az utóbbi létezik, Algopyrin (metamizol) származékok helyett ASA javasolt fájdalom és lázcsillapításra is. Major analgeticum-ként kábító fájdalomcsillapítókat értünk. Ezek alkalmazása nem lehetséges az egészségügyi középdolgozók körében. Mint látszik, csak a paramedic alkalmazhatja az Egyesült Államokban is.

Görcsoldó-n droteverint (No-Spa) valamint papaverin-t értünk, mindkettő használata elterjedt, természetesen nem minden esetben No-Spa néven.

Antiemeticumként elsősorban metoclopramid (Cerucal) valamint B-6 Vitamin használatos, egyes németországi területen még a Torecan (tietilperazin) használatban van. Úgy gondoljuk, hogy valamilyen antiemeticum alkalmazását Magyarországon is engedélyezni kellene, mint látszik csak a németországi és a magyar szakápoló nem alkalmazza.

Az iv. glückóz alkalmazása mellett rengeteg érv szólna, a KIM képzésben már nálunk is megvan, fontos azonban kihangsúlyozni, hogy csakis krisztalloid infúzióval együtt adható. Régebben kizárólag centrális vénába engedélyezték, a szövetnekrózis veszélye miatt. Ma higított állapotban perifériás vénába is alkalmazzák.

Az antihisztamin alkalmazási ismét szignifikáns kérdésként merül fel, meglátásunk szerint be kellene vezetni. Elsősorban szisztémás antihisztaminokra gondolunk: Suprastin (kloropiramin), Peritol (ciprofetadin) és Tavegyl (clemastin) használatosak általában. Nem alkalmaznak prometazin-t (Pipolphen), nyilván bódító mellékhatása miatt, ugyanakkor ezt a hatását a szedativum-ként való alkalmazáskor felvethetnék. Tavegylt ma már Magyarországon a mentőellátás során nem alkalmazunk, de Németországban elég elterjedt, sőt nagy előnye, hogy akár csecsemőkortól is adható (szirup formájában is adják, elsősorban bőrkiütések kezelésére). Az adagolásra azonban nagyon oda kell figyelni, mert rendkívülien álmosító hatása van. A Suprastin adását a magyar gyakorlatban bei kellene vezetni meglátásunk szerint. Hasonlóképpen engedélyezni kellene a Calcium im. használatát hasonló allergiás kórképek esetében.

Elsősorban germán területeken elterjedt a diclofenac (Voltaren) injekcó, mint NSAID helyszíni alkalmazása, különösen veseköves és menstruációs görcsök esetében. Ezek alkalmazása az USA-ban és hazánkban prehospitális ellátásban nem tűnik indokoltnak, ha mégis, inkább eset és rohamkocsikra javasolnánk.

Szteroid alkalmazhatóságát nem látnánk indokoltnak, mint ahogy a német példa is mutatja ott sem elterjedt az egészségügyi középszakemberek körében. Ezzel szemben az adrenalin alkalmazását (mint ahogy az a KIM kocsikon is létezik) feltétlenül indokoltnak látjuk, elsősorban a BLS kiegészítéseként. Az egyesült államokban az epinephrin-nek elterjedtebb használata van (asztma, allergiás reakció, stb) szakápolói szinten is, ennek indokoltsága ugyan megvan, de a szakmai tapasztalat és kompetencia határain szerintünk túlmutatna.

Szedatívum esetében egyértelműen azt gondoljuk, hogy szakápoló ne adjon ilyen típusú gyógyszereket.[11] Egyes helyeken azonban (Németország egyes tartományaiban) antihisztamin szedatív hatása miatt is alkalmazásban van. Sőt sok esetekben insomniás kisgyerekek kezelésében is alkalmazzák. [12] Így a Pipolphen alkalmazhatósága esetleg szóba jöhetne. Pszichiátria kezelésben is széles körben alkalmazzák, anxiolitikumként.

Nem krisztalliod infúzió alkalmazást (HES) az egyesült államokban ugyan engedélyezik, de ott sem bevett szokás a prehospitális ellátásban. Ez szakmailag esetleg szóba jöhetne, de szintén kérdéses, hogy a gyakorlat és a jogi értelemben vett kompetencia elegendő lenne egy a biztonságos helyszíni kivitelezésben, ezért semmiféleképpen nem javasolnánk.

Az USA-ban főleg asthma cardiale (pulmonális ödéma) diagnózis esetében diureticumot alkalmazhat szakápoló, ennek Magyarországi alkalmazása ugyan meggondolható lenne, külön továbbképzés keretében, de nem feltétlen látjuk ezt indokoltnak.

Mint az általánosan elfogadott, szívgyógyszereket az USA-ban helyszínen nem adnak, Lidocain-t is csak nagyon ritkán, amennyiben előre egyeztetnek az EKG-ről a fogadó kórház orvosával. Ez kivitelezhetetlen hazánkban, és nincs is erre felkészülve egy egészségügyi középkáder, sok esetben még magasabb szinten is nagy a rizikófaktora a szívgyógyszerek alkalmazásának.[13]

---

[11] USA-ban még lehetséges: lorazepan (Ativan)
[12] http://www.medlist.com/HIPPOCRATES/V/1/051.htm
[13] Természetesen traumás esetek ellátásánál (pl. szemsérülés, stb) a vízben feloldott lidocain-nal való érzéstelenítés továbbra is a kompetencia részét képezik.

A bronchodilatátorok közül még mindig a teofillin (Euphylong, Theospirex) az elterjedt, a perhospitális ellátásban középdolgozói szinten az Egyesült Államokban és Svájcban használják. Ennek iv vagy im alkalamzását nem javasoljuk, de inhalációs készítmények és készülékek bevezetésével lehetne próbálkozni. A nitralgin és az AED egyöntetűen támogatott, és elég széles körben elterjedt. Az Egyesült Államokban a nem automata defibrillátor is mentő-szakápolói kézben van. Ez inkább készülékpark kérdése hazánkban. Mint az régi gyakorlat, EKG-t csak eset és rohamkocsi készít, ami természetszerűleg magasabban képzett személyt (orvos, mentőtiszt) feltételez. Az USA-ban EKG-t készít a szakápoló is, annak elemzése (a kamrafibrillációt, asystoliát kivéve) nem feladata, hanem a fogadó intézet orvosával konzultál és GPRS-n keresztül az EKG jeleket továbbítja. Ugyanígy Németországban is minden „sürgősségi mentő" fel van szerelve EKG-val, és az orvos, akit MOK-kal odaküldenek (notarzt in dienst), vagy éppen a családorvos, aki a helyszínen van kielemzi. A KIM kocsik felszerelését illetően javasolható lenne a szalagos EKG is, hasonlóképpen a német vagy az amerikai gyakorlattal, viszont az elemzése nem középdolgozói feladat. Ennek inkább financiális akadályai vannak.

Az intubálás kivitelezése évek óta fennálló kérdés, vannak mellette pro és kontra érvek. Az angolszász szemlélet szerint egészségügyi középdolgozó kezébe adható az intubálás, ebben nagy a nézetkülönbség a magyar szakmai képviselők és az ottani emergency medicine képviselői között. Alkalmazása azonban az Egyesült Államokban is rengeteg feltételhez, külön vizsgákhoz kötött és nem az elsődleges választható lehetőség az eszközös légútbiztosítás tekintetében. A 2005-ös német ajánlás is CPR vagy erősen komatózusos beteg esetében engedélyezi, ahol nem szükséges premedikáció (hiszen ezt nem kivitelezheti mentő-szakápoló).

V. Beavatkozások területi és időbeni leosztásban

1. Diagramm: első szakápolói észlelések (100 esetre)

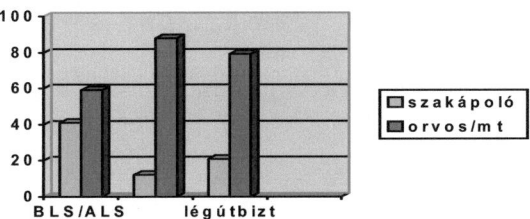

2. Diagramm: mentőkocsik ellátottság Magyarországon (%-ban, nem reprezentatív)

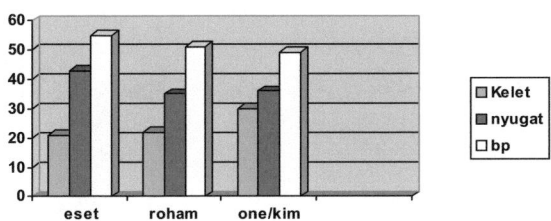

A kelet és nyugat, valamint a főváros mentőellátottságának tekintetében különbségek mutatkozhatnak, ugyanakkor az OMSZ vezetősége mindent megtesz, hogy ezeket megfelelően orvosolja. A mi értekezésünk szempontjából inkább a beavatkozások tekintetében fontos a 2.számú diagramm, hiszen ebből az következik, hogy vidéken sok esetben az első észlelő általában ONE/KIM kocsi, mentő-szakápolóval a fedélzetén. Éppen ezért, a legtöbb esetben később ér oda a segély-kocsi vagy az orvosi ügyelet, és a szakápolónak meg kell tudnia oldani a feladatot, és a közvetlen életveszélyt el kell hárítania. Nem lehet azonban egy adott földrajzi területre kiterjeszteni a kompetenciát, vagy éppen leszűkíteni, így minden esetben általánosan, minden szakápolóra nézve kell meghatározni.

VI. Új kompetencia javaslat

Mi az alábbi kompetenciát javasoljuk gyógyszerelés valamint infúzióterápia tekintetében:

1. Adrenalin (Tonogen) inj
2. Algopyrin inj
3. Atropin inj
4. Berodual spray (Bricanyl már nincs)
5. Calcimusc inj
6. Cerucal / B-6 Vitamin inj
7. Aspirin / Colfarit (ASA) tbl
8. Cordaflex spray (régi ajánlásban van, újabban nem használják)
9. Nitrolingual spray
10. No-Spa inj
11. Pipolphen inj (az OMSZ nem alkalmazza már, kérdéses, újra kellene-e?)
12. Suprastin inj
13. Tramadol inj
14. Rectodelt kúp
15. Diasepam destin oldat

Infúziók:

1. Krisztalloid: Ringer inf, Ringer laktát, NaCl inf.
2. Glückóz infúzió

Nem javasolt, szemben a nemzetközi gyakorlattal: semmiféle szedatívum (kivéve a rektális diasepam: Diasepam destin oldat), semmiféle egyéb szívre ható gyógyszer, nem automata defibrillátor, teofillin, lidocain, diuretikumok, szteroid (kivéve a rektális prednisolont: Rectodelt kúp), HES és intubálás. A diuretikum, HES, és az intubálás tekintetében lehetségesnek tartanánk a bevezetést, de nem tartanák jelentős nagy előrelépésnek, ha mentő-szakápoló is alkalmazná. A laryngeális maszk az intubálás helyett rendkívülien elterjedt a szász országokban, amíg alkalmazásuk az Egyesült Államokban még elég ritka.

Jelen tanulmányunkban nem térünk ki arra, hogy intramuszkuláris vagy intravénás módon használja az egészségügyi középdolgozó a gyógyszereket. A dolog természetéből fakadóan az újraélesztés valamint az akut allergiás reakciót kivéve **nem javasoljuk az intravénás alkalmazást.** Viszont fontos kiemelni, hogy a tramadol per os alkalmazásának már korábban sem volt szakmailag sok értelme, intramuszkulárisan viszont – ha tekintetbe vesszük a többfokozatú mentést, amelyben az ONE (KIM) kocsit kisebb sérülésekhez riasztják – van értelme.

VII. Jogszabályok, módosítások

1. 2003. évi LXXXIV. törvény az egészségügyi tevékenység végzésének egyes kérdéseiről

Egészségügyi dolgozó minden egészségügyi tevékenységet végző természetes személy, aki az általa ellátott egészségügyi tevékenység végzésére jogosító szakképesítéssel rendelkezik, vagy aki nem rendelkezik szakképesítéssel, de közreműködik a szakképesítéssel rendelkező egészségügyi dolgozók által ellátandó feladatokban. (4§). Az egészségügyi dolgozó az egészségügyi tevékenységet, az adott helyzetben általában elvárható gondossággal, a szakmai követelmények keretei között, etikai szabályok megtartásával, legjobb tudása és lelkiismerete szerint, a rendelkezésére álló tárgyi és személyi feltételek által meghatározott szinten, **szakmai kompetenciájának megfelelően** nyújtja.

Az egészségügyi dolgozó jogosult **bármely egészségügyi szolgáltatónál megbízási szerződés alapján a szakmai kompetenciájába tartozó egészségügyi tevékenység ellátására.**[14] A szabadfoglalkozású jogviszony keretében működő egészségügyi dolgozó e tevékenységét az egészségügyi hatóság egészségügyi szolgáltatás nyújtására jogosító működési engedélye és - amennyiben az őt foglalkoztató egészségügyi szolgáltató nem követeli meg - a tevékenységével esetlegesen okozott károk megtérítését biztosító kötelező felelősségbiztosítási szerződés megkötése nélkül végezheti.

---

[14] alapítványi mentőszolgálatok, magánmentők, orvosi és elsősegély ügyeletek, egészségügyi szolgáltató betéti társaságok, korlátolt felelősségű társaságok

2. 1997. évi CLIV. törvény

Sürgős szükség esetén az egészségügyi dolgozó - időponttól és helytől függetlenül - az adott körülmények között a **tőle elvárható módon és a rendelkezésére álló eszközöktől függően** az arra rászoruló személynek elsősegélyt nyújt, illetőleg a szükséges intézkedést haladéktalanul megteszi. Kétség esetén a sürgős szükség fennállását vélelmezni kell. (125. §)

3. 5/2006. (II. 7.) EüM rendelet

Mentőápolóként az a személy foglalkoztatható, aki a jogszabályban meghatározott mentőápolói szakképesítéssel (OKJ 52501201) rendelkezik.

Mindhárom jogszabály a kompetenciáról valamint „tőle elvárható" segítségnyújtásról beszél. A nem orvos, gyógyszerész és fogorvos képzettségű egészségügyi dolgozók tekintetében (ahol külön jogszabály is rendelkezik a képzési struktúra, beavatkozási kompetencia tekintetében) a mentő-szakápolói kompetenciánál a képzési jegyzékben, valamint az OKJ képzésekről, Közoktatásról és Felsőoktatásról szóló törvényekben olvashatunk, sajnos csak elszórtan. Itt azonban a korábban már cikkünkben idézet leírás található („felhatalmazás birtokában infúziót köt be és gyógyszerel), nem határozza meg, hogy mely gyógyszerek, mely infúziók. Célszerűnek tartanánk itt, hogy legalább hatás-csoportok (pl. minor analgeticum, spasmolitikum, stb) szerepelnének a leírásban. Ennek megváltoztatására javaslattal élünk, és célszerűnek tartanánk, hogy az OMSZ egy egységes állásfoglalást adna ki a beavatkozási kompetenciák tekintetében. Minden szakápolóra tekintetben érvényesnek kell lennie az új kompetencia-megbízásnak, nem szabadna differenciálni, hogy KIM vagy ONE kocsin dolgozók (sőt, hivatalosan már csak KIM kocsi létezik a jogszabályok szerint). Továbbá, a szakápoló, a fent idézett **2003. évi LXXXIV. törvény** értelmében „szabadfoglalkozású" munkakörben (akár felelősségbiztosítás nélkül is) saját felelőségére alkalmazhatja a beavatkozásokat, ami nem azt jelenti, hogy hivatásszerűen rendelőt vagy más egészségügyi intézményt tarthat fent, hanem azt, hogy – mint azt korábbi cikkünkben már leírtuk – sürgős szükség esetén (Eütv 125. §) életveszélyben a megbízása szerinti beavatkozásokat, szakmai kompetenciáján belül elvégezheti.[1]

Célszerűnek tartanánk a jogszabályok harmonizációját, ami nem könnyű feladat. Addig is javasoljuk, hogy a mentőszolgálat módszertani osztálya egységes keretben foglalt kompetencia leírásokat tartalmazzon, és azt a dolgozókra nézve egységesen kötelező erejűvé tegye. Sok esetben találkozunk egymástól eltérő **munkaköri leírásokkal** (legtöbb helyen csak a mentőtisztek vagy orvosok munkaköri leírását teszik kötelezővé, holott a Munka Törvénykönyve egyértelműen minden dolgozóra nézve előírja. (vö. 1992.évi XXII törvény 76.§ 5. bekezdés). Úgy gondoljuk, a munkaköri-és a képzettségekhez tartozó kompetenciákat egységes rendszerbe kellene foglalni. Hisszük, hogy az általunk felvázolt mentő-szakápolói kompetencia megfelelően illeszkedik az európai és tengerentúli követelményrendszerekbe, szakápolói kompetencia leírásokba. Nem lehet eltekinteni azonban a továbbképzés rendszerétől, tehát mindezek megadását (kompetencia bővítését) egy legalább **40-60 órás továbbképzés keretein belül** képzeljük el (az ajánlott tematikát következő cikkünkben esetleg leközöljük), a Magyarországi viszonyokat ismerve önköltséges formában azon egyetemeken (főiskolákon), ahol mentőtiszt képzés folyik. Ugyanakkor hangsúlyoznunk kell, hogy mindezek megadása (jogi keretekbe foglalása) **nem a cikk íróinak feladata, és nem is kompetensek engedélyezés kérdésében, csak javaslattal és tanáccsal élhetünk.** Reméljük azonban, hogy javaslatainkat megfontolja a mentőszolgálat eredményes szakmai vitára bocsátja, ahol akár az érintett minisztériumokkal egyeztetve, rövid időn belül új, egységes, jogszabályban foglalt mentő-szakápolói munkaköri leírásokkal találkozunk majd, mindannyiunk és bajbajutott embertársaink javára.

Melléklet

---

1. Az Egyesült Állomokban EMT-P szakemberek által még használható gyógyszerek, külön vizsgával egybekötve (Paramedic Instructor vizsga):

Gyógyszer	Hatóanyag
1. ADENOCARD	ADENOSINE
2. CORDARONE	AMIODARON
3. VALIUM	DIASEPAM
4. LASIX	FUROSEMID
5. XYLOCAINE	LIDOCAIN
6. VERSED	MIDAZOLAM
7. PITOCIN	OXYTOCIN
8. PITRESSIN	VASOPRESSIN
9. PROVENTIL	ALBUTEROL
10. KETALAR	KETAMIN (csak fájdalomcsillapításra!)

2. Svájcban mentő-szakápoló (diplomás mentő-szakápoló) által használatos egyéb gyógyszerek:

1. FURON	FUROSEMID
2. MIDAZOLAM	MIDAZOLAM

felhasznált irodalom

1. MOSBY, *Paramedic Textbook*, New York, 2005.

2. GÖBL G., *Oxyológia*,Medicina, Budapest 2000.

3. www.szakképzések.hu (OKJ)

4. TALABER J. – ANTALÓCZY P., *Kompetenciák a sürgősségi betegellátásban*, in *Magyar Mentésügy* 1-4 szám, 84-93 pld, 2006.

5. FÜRST ZS., *Farmakológia*, Medicina, Budapest 1991.

6. RABYCKY J, *An essencial guide to description of drugs* 2006, New York, 2005.